Xian Jia Baduanjin Qigong

Per principianti e praticanti più avanzati

Othmar Vigl

AVVERTENZA

Si prega di notare che l'autore e l'editore di questo libro non sono responsabili in alcun modo per qualsiasi danno o lesione di qualsiasi tipo che possa derivare dalla pratica, o applicazione, di principi, idee, tecniche e / o seguendo le istruzioni / informazioni descritte in questa pubblicazione. Le attività fisiche descritte in questo libro potrebbero risultare di natura troppo impegnativa per alcuni lettori per cui è essenziale consultare un medico prima di intraprendere qualsiasi programma di esercizi.

INDICE

1 INTRODUZIONE

Una vita equilibrata, con l'obiettivo di ottenere più pace, salute e vitalità, è aspirata da molte persone. I motivi sono, molto probabilmente, i vincoli e le norme, come la pressione delle prestazioni, l'orario di lavoro, gli appuntamenti professionali e personali, a cui spesso siamo esposti involontariamente e quasi quotidianamente. La ricerca dell'equilibrio può essere difficile, perché i corsi offerti per migliorare la salute e il benessere sono aumentati drasticamente negli ultimi decenni. Nel processo di scelta di un corso appropriato, molte persone accolgono a braccia aperte cure miracolose e le cosiddette scorciatoie in offerta. Tuttavia, poiché questi si rivelano inadeguati dopo un po' di tempo, gli esercizi e le pratiche emerse molti secoli fa, evoluti e adattati ai bisogni delle persone, si sono ripetutamente dimostrati utili nella nostra ricerca di una vita migliore e più sana.

Il Qigong è uno di questi sistemi di esercizi. Tuttavia, il Qigong è un argomento molto vasto. Questo è il motivo per cui questo libro è inteso solo come una breve introduzione al Xian Jia Baduanjin Qigong. Non è un libro scientifico e dovrebbe essere considerato solo come un aiuto che accompagna l'apprendimento di questi esercizi di Qigong. I lettori tengano conto che è essenziale contattare un insegnante Qigong Xian Jia Baduanjin qualificato, poiché le necessarie correzioni alle posture possono essere eseguite solo da una persona professionalmente preparata.

2 COS'È IL QIGONG?

La più antica prova pittorica degli esercizi di Qigong risale al 168 a.C. Questi erano disegni di 40 esercizi su una pergamena, sfortunatamente solo 28 sono ancora leggibili. Questo antico documento è stato trovato in una delle tombe nel sito archeologico di Mawangdui nella provincia di Hunan. Ci sono immagini di vecchi e giovani uomini e donne che praticano vari esercizi di Qigong. Le radici del Qigong sono intrecciate in profondità in vari rami della cultura cinese. Le influenze più significative sono state il taoismo, il buddismo, le arti marziali e la medicina tradizionale cinese. Rigorose linee di separazione non possono sempre essere tracciate perché le varie influenze culturali e religiose fluivano l'una nell'altra, quindi divergevano, solo per intrecciarsi nuovamente l'una con l'altra. Inoltre, le influenze di tempi più recenti diventano sempre più evidenti. Esercizi di Qigong di diversa origine si mescolano e si fondono con i metodi delle tradizioni terapeutiche occidentali. Nonostante il numero elevato di diversi sistemi di esercizi, ci sono alcune forme di Qigong che prevalsero e si affermarono sugli altri.

Il termine Qigong è una combinazione delle parole cinesi qi (energia) e gong (lavoro). Originariamente, questo significava che questi esercizi erano usati per coltivare il Qi (energia vitale). Il Qi gioca un ruolo fondamentale nella medicina tradizionale cinese. La decisione se credere nell'esistenza di questa energia vitale sarà lasciata a ciascun individuo. Non sarà compito di questo libro, rafforzare, indebolire, affermare o negare la sua presenza. Il fatto è che perfino le persone che dubitano della sua esistenza traggono grandi benefici sia dal punto di vista della salute che della forma fisica, dalla pratica dei vari esercizi descritti in questo libro. Tutti gli esercizi di Qigong possono influenzare positivamente mente, anima e corpo. La ragione di ciò si può trovare nella versatilità del Qigong, perché i vari esercizi includono una combinazione di almeno due se non tutte le seguenti attività: movimento, concentrazione, massaggio, condizionamento e meditazione.

Molti principianti non sono consapevoli dei diversi livelli di difficoltà tra i vari stili di Qigong. Sono anche inconsapevoli dei diversi livelli all'interno di uno stile di Qigong: principiante, avanzato e master, attraverso i quali ci si può addentrare lentamente ma con perseveranza. Di conseguenza, qualsiasi persona che è stata fisicamente inattiva per un po' di tempo, sarebbe molto ben consigliata, di imparare prima uno stile di Qigong meno faticoso, e poi passare a uno più impegnativo.

Il Qigong, si crede, può contribuire al sollievo di molte malattie e disturbi, tra cui insonnia, artrite, dolori articolari, asma e problemi digestivi. Inoltre, il sistema nervoso centrale può essere stimolato dai dolci movimenti rotatori della colonna vertebrale. Anche gli organi interni sono regolati naturalmente e le forti tensioni sono risolte. Inoltre il Qigong può prevenire lesioni e aiutare a promuovere la guarigione di quelle esistenti. Il meccanismo di difesa e di auto-guarigione del corpo può essere attivato, i muscoli, le fasce e i tendini vengono delicatamente stirati e rilasciati, per cui la rigidità e le tensioni possono scomparire. Attraverso i vari esercizi viene stimolata la circolazione, per cui si ritiene che si possano prevenire e che si possano ottenere effetti terapeutici. Sebbene ogni esercizio sia progettato per uno scopo ben preciso, ogni persona ha una sua costituzione. Pertanto, esiste la possibilità che alcune persone e il loro corpo sentano e rispondano in modo diverso ad alcuni esercizi di quanto possano fare gli altri praticanti.

Al giorno d'oggi, studi e esperimenti scientifici vengono condotti nelle università e negli ospedali per determinare e confermare il potere curativo del Qigong. Come indicato in precedenza, questo libro non è un lavoro scientifico, quindi i lettori interessati dovrebbero condurre le proprie ricerche per trovare informazioni sui benefici per la salute del Qigong. Per questo, dovrebbero rivolgersi a persone con formazione medica, come medici o personale di ricerca, e chiedere loro il loro consiglio o leggere le loro pubblicazioni sul Qigong e le sue possibilità di miglioramento della salute suggerite.

Al fine di sentire e preservare gli effetti positivi che il Qigong può offrire, è essenziale un piano di esercizi equilibrato e un'attività fisica regolare. Questo ci porta al prossimo capitolo.

3 LA PRATICA

Il Qigong può essere praticato per tutta la vita. Può essere appreso e praticato da persone di tutte le età, quasi completamente indipendentemente dalla loro condizione fisica o mentale. Il Qigong può soddisfare una vasta gamma di esigenze. Alcune persone potrebbero essere interessate alle sue qualità calmanti, rilassanti e meditative, mentre altre potrebbero preferire le sue prestazioni e gli attributi di miglioramento della vitalità. Da delicato a estremamente impegnativo, ci sono esercizi appropriati e livelli di allenamento per tutti.

Si dovrebbe chiedere il parere di una persona qualificata, se si ha qualche dubbio sul fatto che il Qigong in generale o uno stile di Qigong specifico sia adatto a se. Ci sono alcuni esercizi che, ad esempio, non sono adatti alle donne durante la gravidanza e alle persone che soffrono di malattie a breve o lungo termine. Si raccomanda inoltre di informare l'insegnante di Qigong sui disturbi esistenti o emergenti.

I partecipanti a un corso dovrebbero ascoltare e guardare, riflettere prima di chiedere, inoltre, dovrebbero cercare di imparare e allenarsi sia durante le lezioni che anche al di fuori delle lezioni. Chiaramente, sarebbe meglio esercitarsi tutti i giorni, indipendentemente dal fatto che uno sia interessato agli aspetti meditativi o di miglioramento della salute. Se ciò fosse impossibile, si dovrebbe mirare a un minimo di tre volte a settimana. Altrimenti si aspetterà invano di sentire gli effetti positivi del Qigong e della sua pratica. Dal momento che il Qigong ha anche qualità preventive, dovrebbe essere praticato prima che si verifichino vari disturbi e malattie, e dopo che questi sono stati curati. Inoltre si dovrebbe costruire una routine, alla quale si può e si deve aderire. Molti praticanti ritengono che si debba praticare uno sequenza di Qigong dall'inizio alla fine senza interruzioni. Altri sono dell'opinione che si possano fare delle pause tra gli esercizi, che durano da alcuni minuti ad alcune ore. Questa potrebbe essere l'alternativa migliore se si considerano tutti i fattori cruciali: tempo disponibile, obiettivo di allenamento, difficoltà degli esercizi, nonché stato fisico e mentale di ogni persona.

Alcune persone sostengono che il Qigong deve essere praticato nelle prime ore del mattino. L'ora del giorno è importante solo per coloro che credono al Qi e sono interessati a sviluppare il loro livello energetico. Tutte le altre persone possono scegliere qualsiasi ora si addica bene per loro per apprendere e praticare i vari esercizi. Inoltre, dovremmo prendere in considerazione che non tutte le persone sono mattiniere, mentre altri potrebbero trovare impossibile allenarsi presto la mattina a causa delle loro circostanze professionali. Inoltre, molti corsi di Qigong sono offerti in serata. Se l'ora del giorno gioca davvero un ruolo così importante, allora, logicamente, i corsi non dovrebbero essere tenuti la sera.

Sebbene possa essere molto piacevole e rinfrescante allenarsi all'aperto, l'opportunità non sempre si presenta. Ancora una volta, diverse circostanze svolgono un ruolo importante, come il tempo, le condizioni fisiche, la vicinanza a un parco pubblico o la proprietà di un giardino privato. Questo è il motivo per cui possiamo tranquillamente supporre che nulla parli contro la pratica del Qigong in casa. In effetti, la mia esperienza personale è che la maggior parte dei miei studenti pratica il Qigong a casa, sia nei salotti che nelle camere da letto. Purchè, si tenga in mente, che sono i diversi stili di Qigong e i loro vari esercizi a determinare di quanto spazio abbiamo bisogno per praticare in sicurezza. Pertanto, quando si sceglie uno stile di Qigong, si dovrebbe considerare lo spazio disponibile, all'interno o all'esterno.

Come principiante ci si dovrebbe concentrare prima sull'apprendimento corretto di ogni esercizio prima di porre l'attenzione sulla respirazione e sul Qi. Di volta in volta si possono osservare i praticanti, purtroppo anche praticanti avanzati, che prestano troppa attenzione alla respirazione e al Qi dimenticando completamente la loro postura mentre eseguono gli esercizi individuali, quindi non solo non godendo appieno della componente salutistica che il Qigong ha da offrire, ma correndo anche il rischio di danneggiare seriamente se stessi.

Durante la pratica del Qigong, la respirazione dovrebbe adattarsi ai movimenti del corpo in modo naturale, senza essere deliberatamente forzato o rallentato. Nella maggior parte dei casi la respirazione si adatta automaticamente senza alcun aiuto. Ciò significa che, mantenendo una postura eretta e rilassata durante la pratica regolare, viene promosso un approfondimento del respiro. Come molte altre attività di fitness e di promozione della salute, il Qigong, se praticato in modo corretto e costante, può influenzare positivamente il benessere generale. Una pratica scorretta e irregolare, purtroppo, può anche causare il contrario. Pertanto, è inevitabile cercare un insegnante qualificato e questo ci porta al prossimo capitolo.

4 GLI ISTRUTTORI

Ci sono alcune cose importanti da tenere a mente quando si sceglie un insegnante. Innanzitutto ci si dovrebbe assicurare che l'insegnante scelto sia veramente qualificato per insegnare. Sfortunatamente, alcuni istruttori di Qigong non hanno mai incontrato un insegnante e hanno imparato il Qigong da libri o DVD, mentre altri hanno visitato uno o due seminari del fine settimana e credono erroneamente di aver ottenuto un certificato di insegnamento. Chiunque insegni il Qigong dovrebbe essere in grado di fornire le informazioni necessarie sui corsi di formazione per insegnanti Qigong completati e informazioni sul maestro con cui ha studiato. Va da sé che sarebbe meglio evitare i corsi di insegnanti che non sono in grado di fornire i documenti necessari.

Inoltre, alcuni istruttori sostengono di essere benedetti con poteri di guarigione sovrumani o che lo stile di Qigong da loro insegnato è una cura contro tutte le malattie conosciute e altro ancora. Per lo più queste affermazioni non possono essere verificate. I lettori dovrebbero essere consapevoli - il Qigong non è una cura miracolosa! Inoltre, alcuni insegnanti sostengono che ci vogliono anni di pratica per sperimentare qualsiasi potere di guarigione. Gli effetti benefici per la salute degli esercizi di Qigong, se praticato regolarmente, possono essere percepiti in un breve periodo di tempo. Se non si notano cambiamenti positivi entro poche settimane o mesi, potrebbe essere meglio cercare un altro insegnante, cioè un insegnante qualificato. I costi di un corso sono un altro punto che deve essere preso in considerazione. Normalmente compensi bassi sono indicatori di un insegnamento di bassa qualità, sebbene ciò non sia sempre vero.

Purtroppo, ci sono anche insegnanti che fanno pagare onorari esorbitanti. Costi di iscrizione elevati sono, più delle volte, richiesti da persone interessate a sfruttare i loro simili, quindi, è consigliabile tenersi il più lontano possibile da questi individui. Ancora una volta, i punti sopra menzionati, come quelli relativi alle qualifiche, dovrebbero servire da guida. I buoni insegnanti di Qigong dovrebbero esercitarsi giornalmente. Cercare costantemente miglioramenti nella propria formazione. Dovrebbero anche essere in grado di rispondere correttamente a qualsiasi domanda che i loro studenti possano avere riguardo al Qigong. Inoltre, i buoni insegnanti sono in grado di promuovere consapevolezza e comprensione del Qigong affinchè i loro studenti possano essere in grado di ottenere il massimo dalla loro formazione.

In alcuni paesi, esistono diverse associazioni che possono aiutare a trovare insegnanti adatti, anche se a volte possono essere influenzati da vari fattori, ad esempio se appartengono a una particolare scuola o se sono interessati a promuovere un particolare stile di Qigong. Quindi, bisogna assicurarsi di trovare un'associazione o una federazione indipendente.

5 XIAN JIA BADUANJIN QIGONG

È alta la possibilità che gli esercizi presentati in questo libro siano conosciuti come esercizi diversi sotto lo stesso nome e viceversa. La ragione di ciò si può trovare nell'elevata libertà di interpretazione della lingua cinese.

I vari esercizi di Qigong mostrati e descritti in questo opuscolo possono essere eseguiti in piedi, seduti o addirittura sdraiati. Il fattore determinante è la costituzione fisica e mentale di ogni persona. Si dovrebbe assolutamente cercare il consiglio di una persona adeguatamente qualificata, come un medico di famiglia, prima di iniziare a imparare Xian Jia Baduanjin Qigong. Va sottolineato che tutti gli esercizi descritti in questo libro sono adatti ai principianti. Sebbene ci siano variazioni più difficili di questi esercizi, ho deliberatamente evitato di descriverli qui. Il completo Xian Jia Ba Duan Jin Qigong include pratiche sessuali, che a loro volta non sono menzionate in questa pubblicazione. Infine, va notato che questo libro non è adatto per l'autoapprendimento e che andrebbe consultato un insegnante qualificato al fine di essere in grado di sperimentare appieno i benefici che questo stile di Qigong ha da offrire.

1. Lavare il viso – battere il tamburo

Posizione di partenza: state in piedi e rilassati, le gambe aperte a larghezza delle spalle, i piedi paralleli e le ginocchia rilassate. Con le labbra che si toccano leggermente l'un l'altra, posizionate leggermente la punta della lingua sul palato, appena dietro i denti superiori. Il respiro dovrebbe essere lento e rilassato e attraverso il naso.

Lavare il viso: strofinate le mani per scaldarle. Massaggiate il viso con un movimento accarezzante sempre seguendo le linee del viso. Ripetete 36 volte.

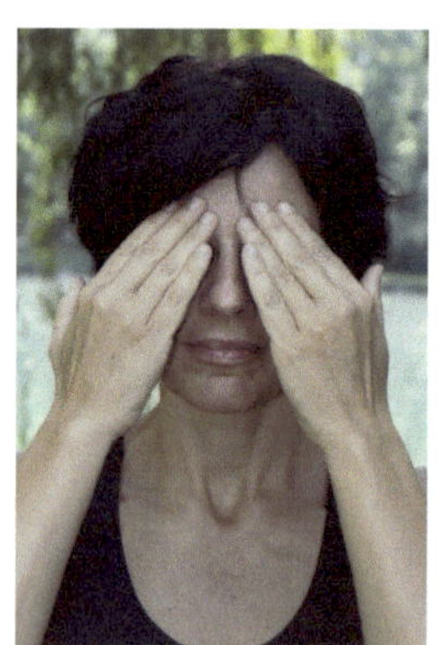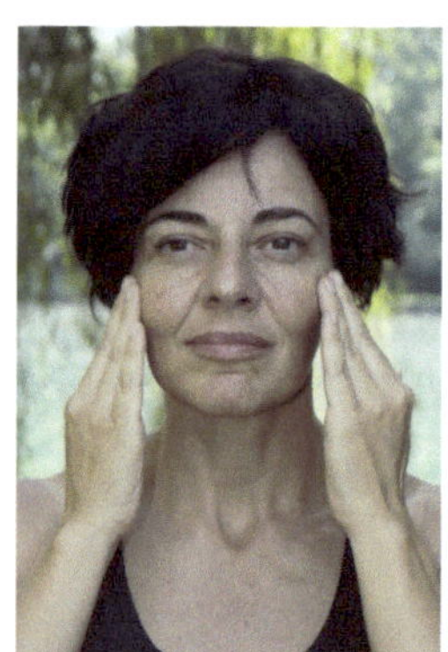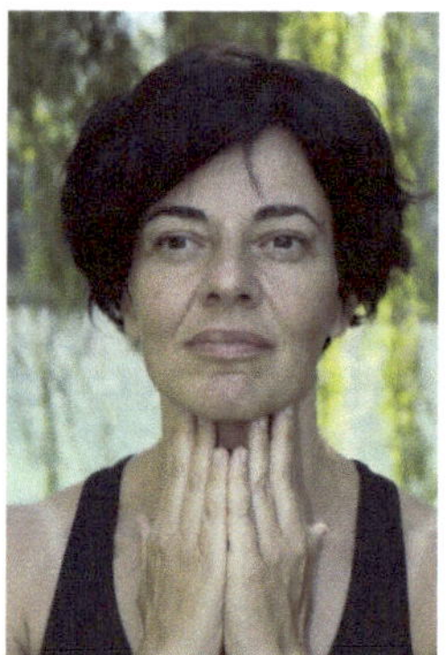

. . . dalla fronte al collo . . .

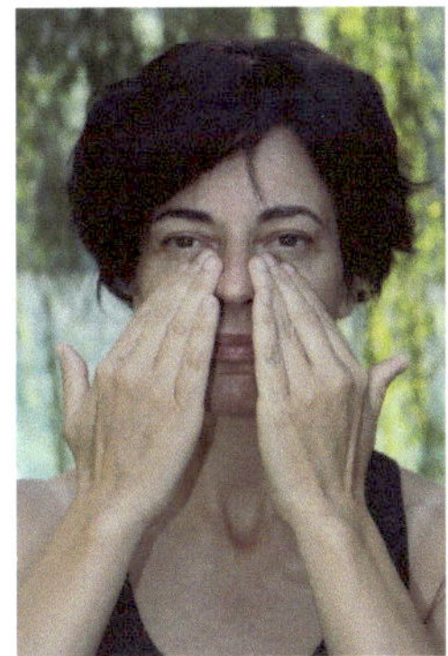 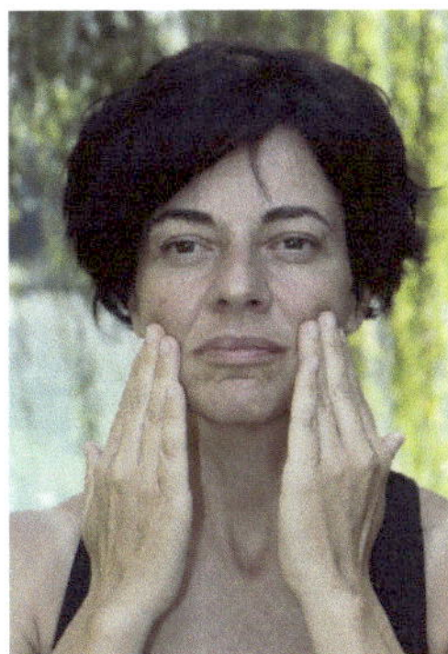 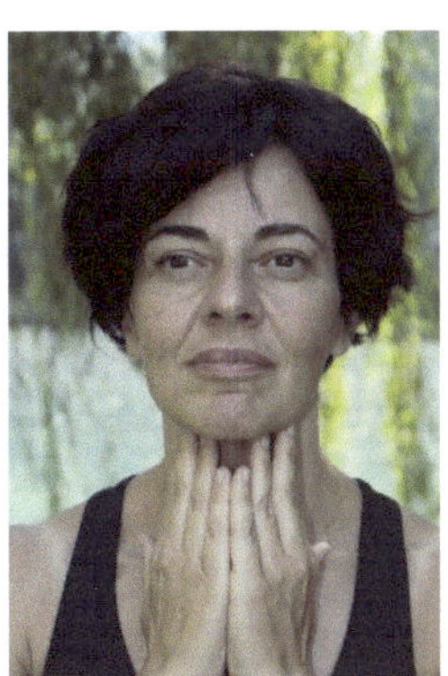

. . . dal naso al collo . . .

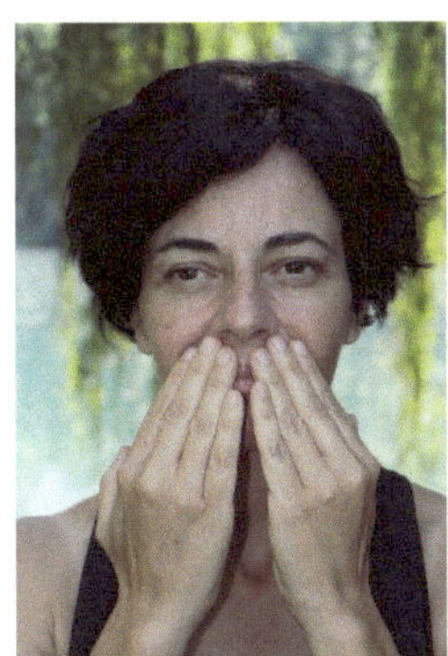 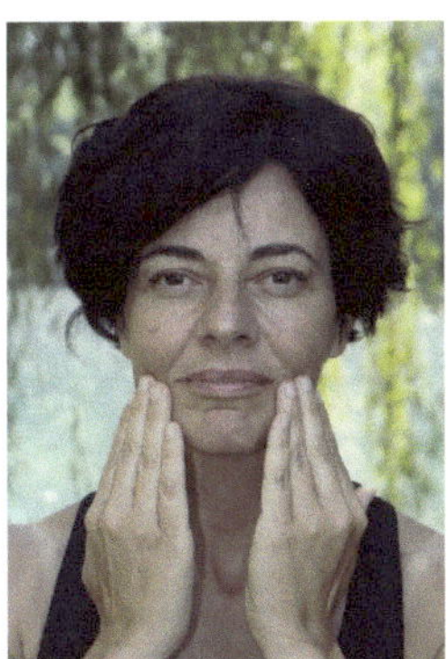 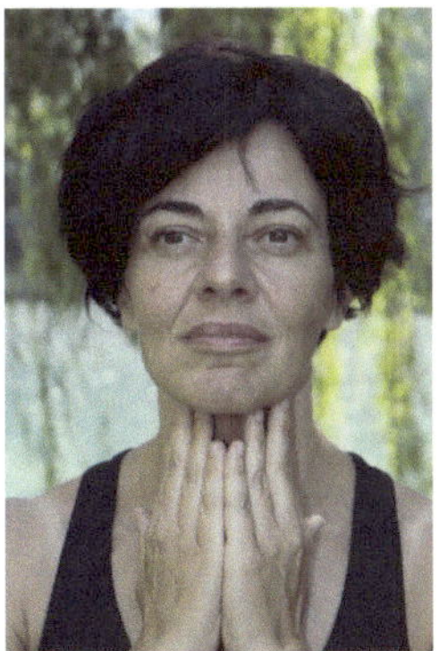

. . . e dal labbro superiore al collo . . .

Questo esercizio aiuta a rilassare i muscoli del viso.
Aumenta la circolazione e ha un effetto calmante sul
sistema nervoso.

Battere il tamburo: nella parte posteriore della testa, dove finisce la calotta cranica e inizia il collo, ci sono due fossette. Nel Qigong esse vengono chiamate "cuscino di giada". Coprite le orecchie con i palmi delle mani, lasciate che le dita appoggino sulla testa con i diti medi appena sopra il cuscino di giada. Fate schioccare leggermente l'indice sul cuscino di giada. Ripetete 36 volte

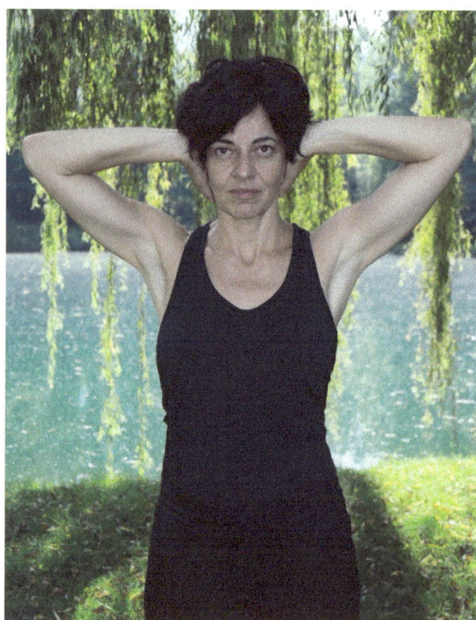
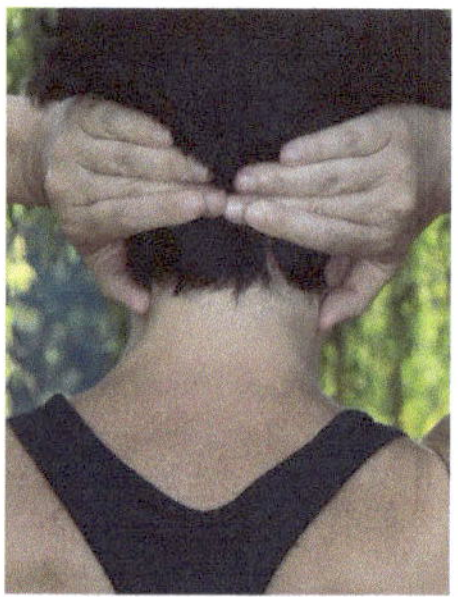
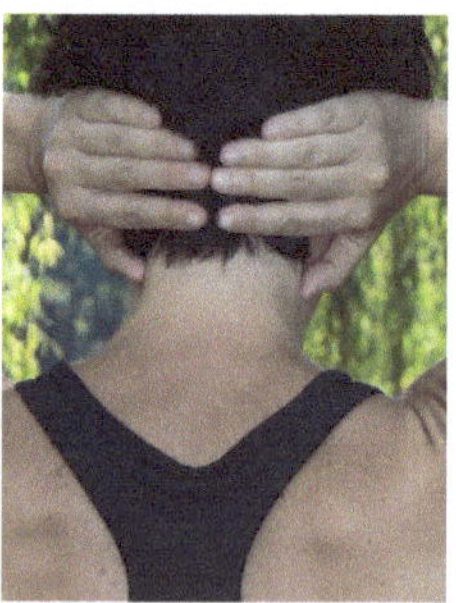

Battere il tamburo stimola il sistema nervoso ed é molto rilassante.

2. Battere i denti – inghiottire la saliva

Posizione di partenza: state in piedi e rilassati, le gambe aperte a larghezza delle spalle, i piedi paralleli e le ginocchia rilassate. Con le labbra che si toccano leggermente l'un l'altra, posizionate leggermente la punta della lingua sul palato, appena dietro i denti superiori. Il respiro dovrebbe essere lento e rilassato e attraverso il naso.

Battere i denti : battete delicatamente i denti. Ripetete 36 volte times

Rilassa la mascella e stimola il sistema nervoso.

Inghiottire la saliva: lasciate che la bocca si riempia di saliva e deglutite. Ripetete 7 volte.

A causa delle qualità antisettiche della saliva, la deglutizione aiuta il processo digestivo e può prevenire le ulcere gastriche.

3. **Roteare le spalle – sostenere il cielo**

Posizione di partenza: state in piedi e rilassati, le gambe aperte a larghezza delle spalle, i piedi paralleli e le ginocchia rilassate. Con le labbra che si toccano leggermente l'un l'altra, posizionate leggermente la punta della lingua sul palato, appena dietro i denti superiori. Il respiro dovrebbe essere lento e rilassato e attraverso il naso.

Roteare le spalle: posizionate i pugni sullo stomaco, ruotate le spalle all'indietro e quindi in avanti. Ripetete 36 volte per ogni direzione.

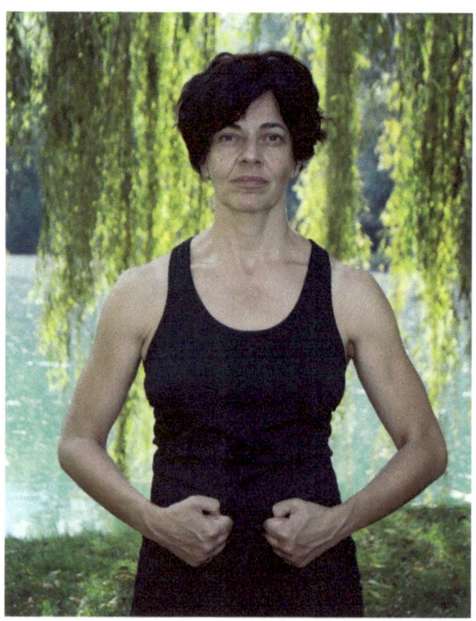

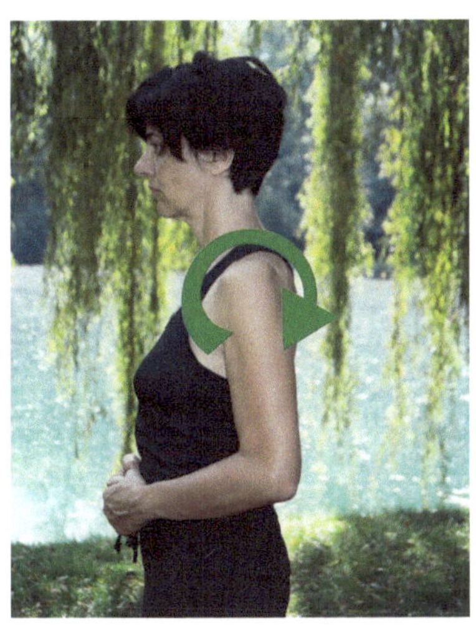

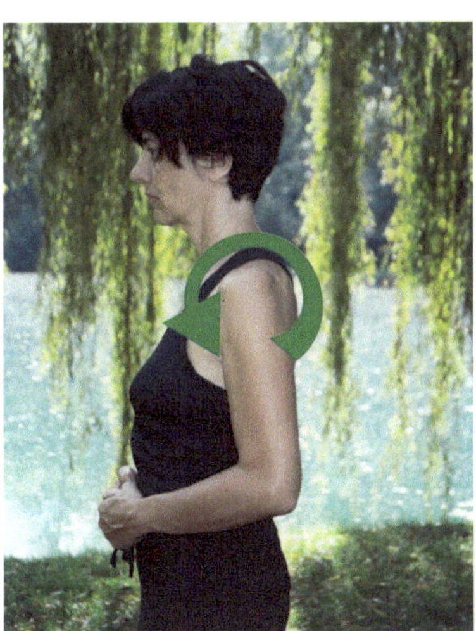

Questo esercizio riduce la tensione nelle spalle e facilita la mobilità.

Sostenere il cielo: ripetete il seguente esercizio 36 volte

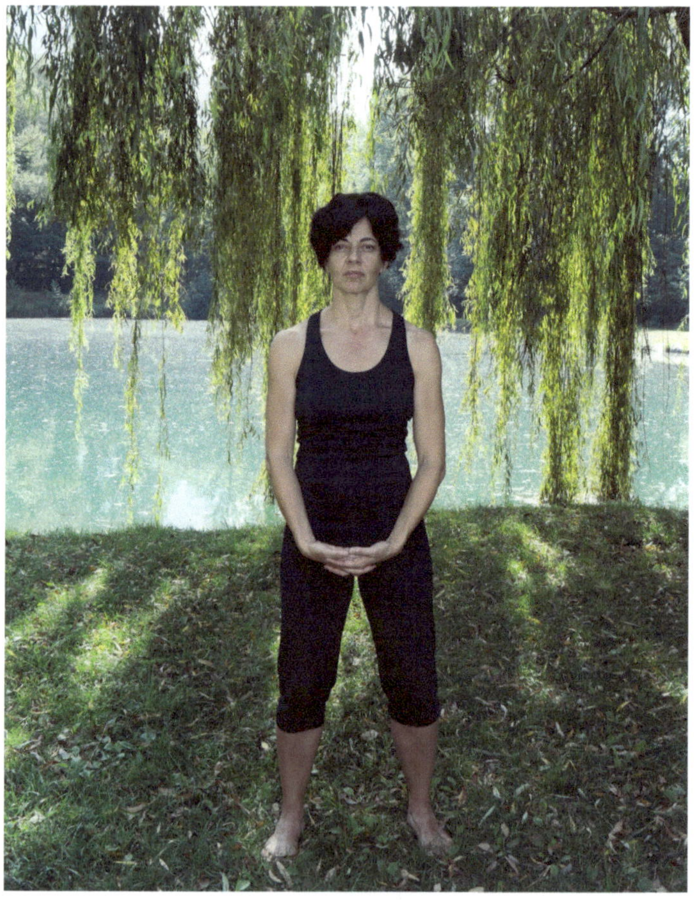

Intrecciate le mani di fronte all'inguine, con i palmi
rivolti verso l'alto . . .

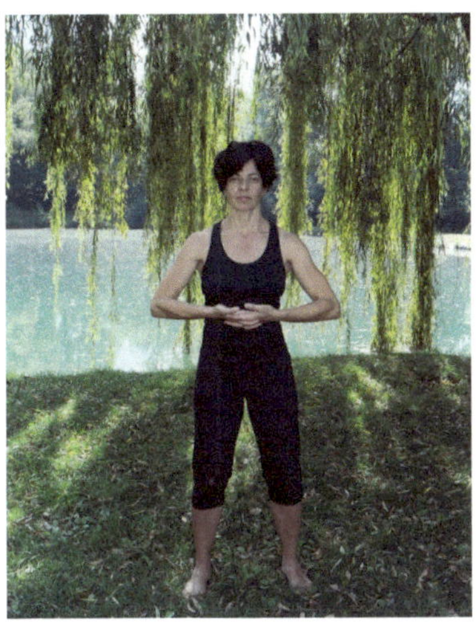

. . . durante l'inspirazione portate le mani in alto . . .

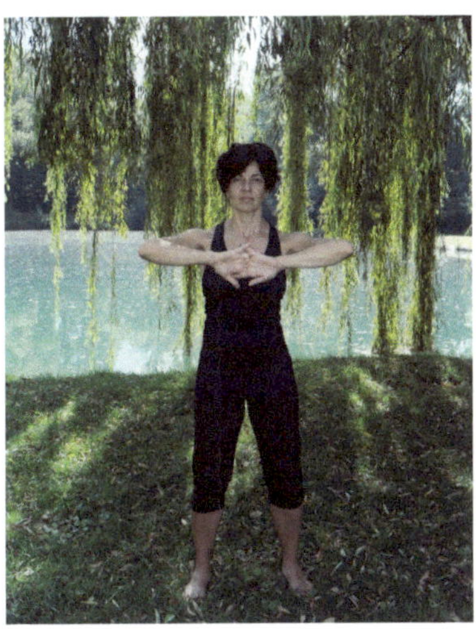

. . . ruotate le mani all'altezza del plesso solare . . .

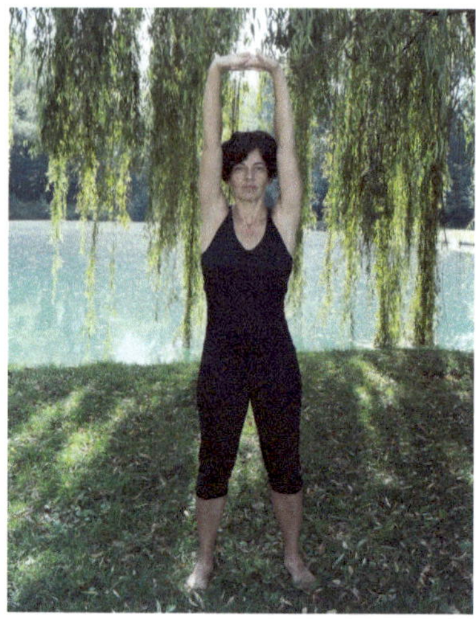

. . . iniziate ad espirare spingendo le mani verso il cielo . . .

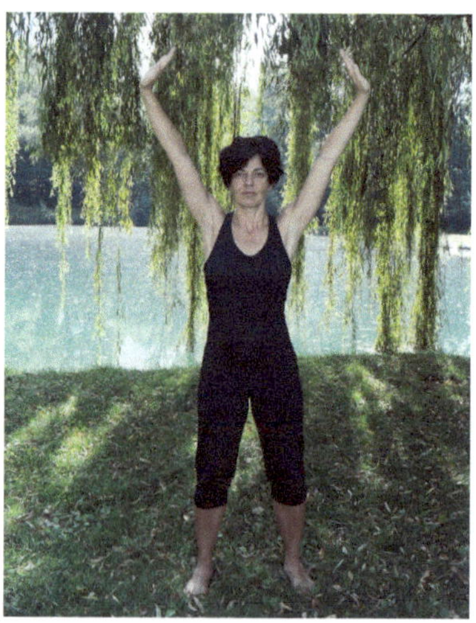

. . . in alto separate le mani . . .

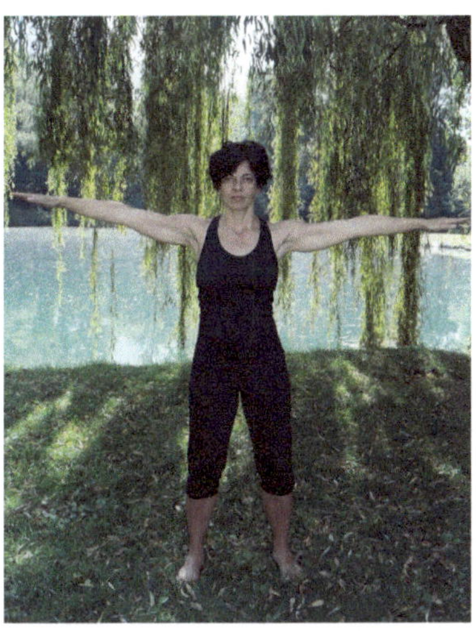

. . . lasciate cadere le braccia . . .

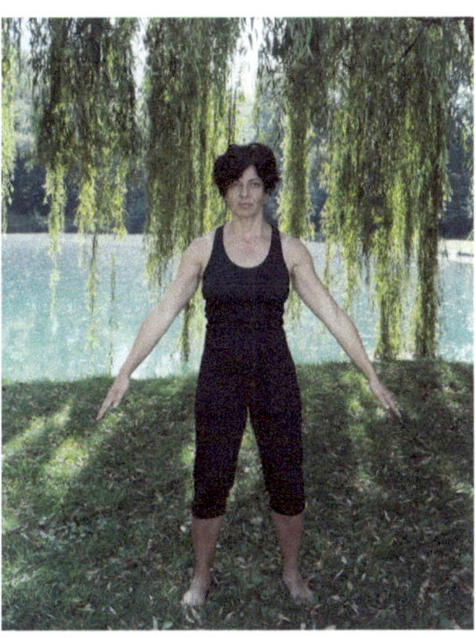

. . . passate all'inspirazione quando le braccia scendono sotto l'anca . . .

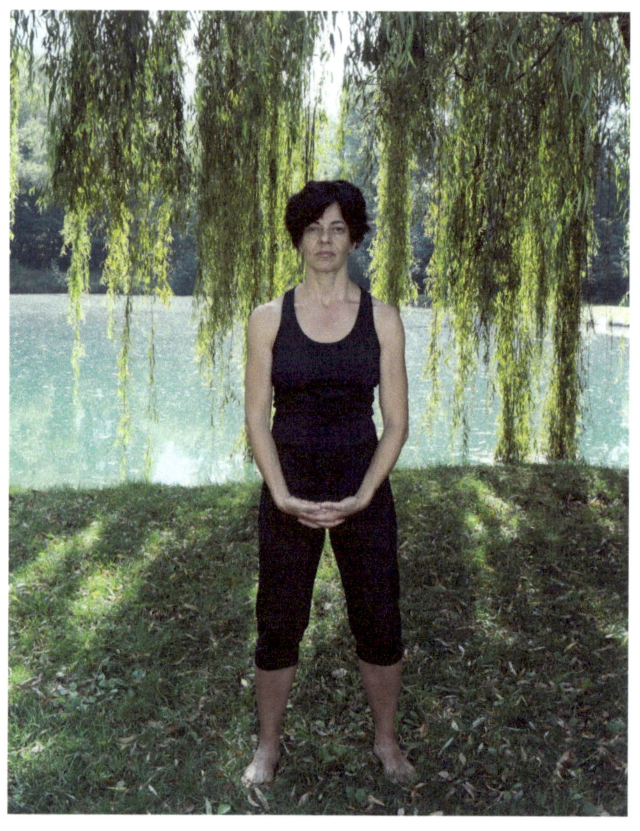

. . . tornate alla posizione iniziale.

Mentre crea mobilità nelle spalle e nelle braccia, questo esercizio allunga tutto il corpo e aiuta a migliorare l'equilibrio.

4. Tendere l'arco, a sinistra e a destra

Posizione di partenza: state in piedi e rilassati, le gambe aperte a larghezza delle spalle, i piedi paralleli e le ginocchia rilassate. Con le labbra che si toccano leggermente l'un l'altra, posizionate leggermente la punta della lingua sul palato, appena dietro i denti superiori. Il respiro dovrebbe essere lento e rilassato e attraverso il naso.

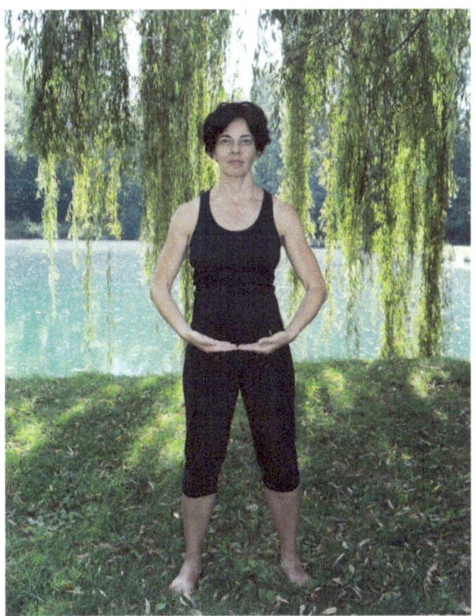

Le mani si trovano davanti al corpo con i palmi rivolti verso l'alto e le punta delle dita l'una verso l'altra . . .

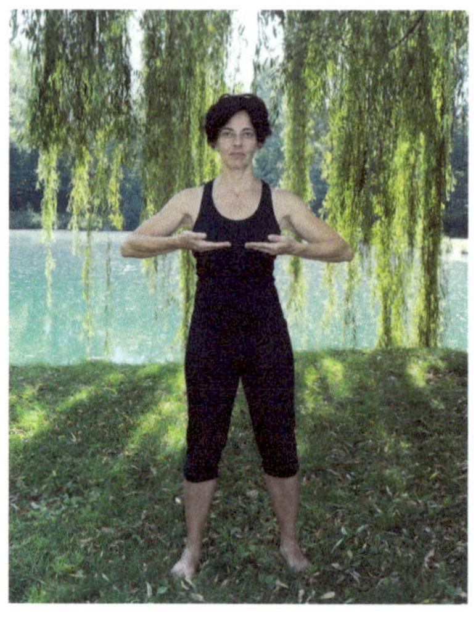

. . . inspirando portate le mani all'altezza del petto . . .

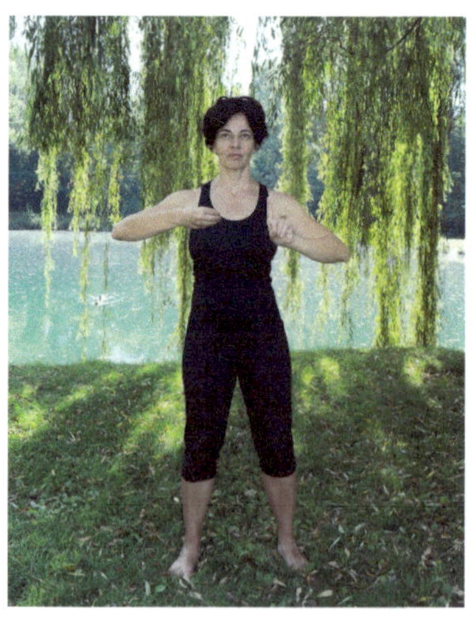

. . . estendete l'indice e puntatelo verso il cielo mentre arrotolate le dita rimanenti. Con le dita della mano destra afferrate una corda immaginaria di un arco . . .

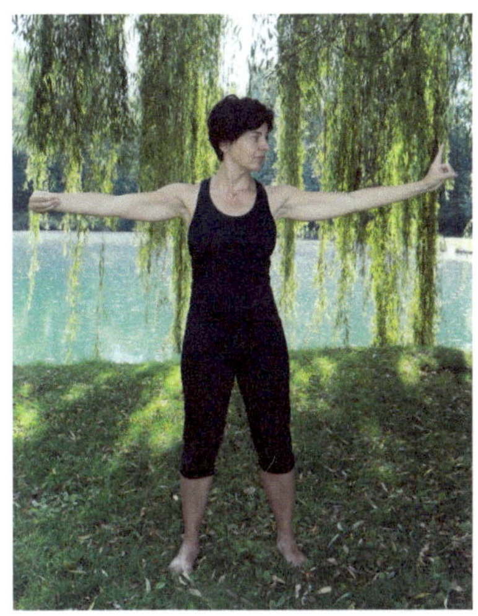

. . . con l'indice sinistro puntato verso l'alto, espirate mentre la mano viene spinta fuori orizzontalmente. Puntando lo sguardo sull'indice, allo stesso tempo tirate indietro la mano destra come a tirare la corda di un arco . . .

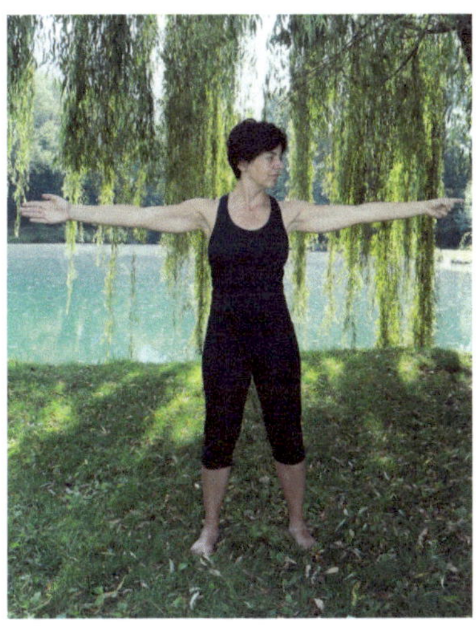

. . . quando le braccia sono completamente estese mollate mentre l'indice della mano sinistra punta in avanti . . .

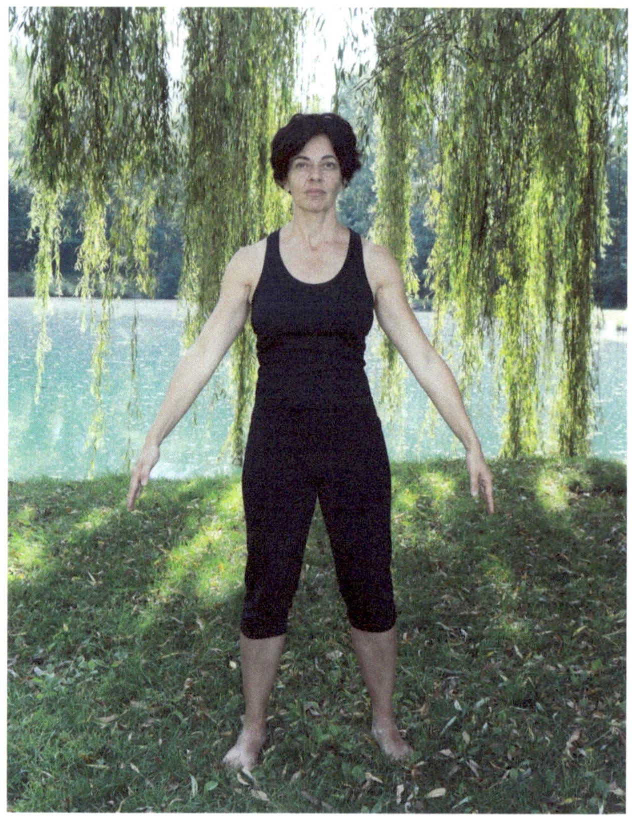

. . . Lasciate cadere le braccia. Iniziate a inspirare quando le braccia sono ad altezza dei fianchi. Tornate alla posizione iniziale e ripetete sull'altro lato. Ripetete 7 volte per lato.

Migliora la postura, espande i polmoni e il torace, rinforza le braccia e migliora la coordinazione.

5. Massaggiare i reni

Posizione di partenza: state in piedi e rilassati, le gambe aperte a larghezza delle spalle, i piedi paralleli e le ginocchia rilassate. Con le labbra che si toccano leggermente l'un l'altra, posizionate leggermente la punta della lingua sul palato, appena dietro i denti superiori. Il respiro dovrebbe essere lento e rilassato e attraverso il naso.

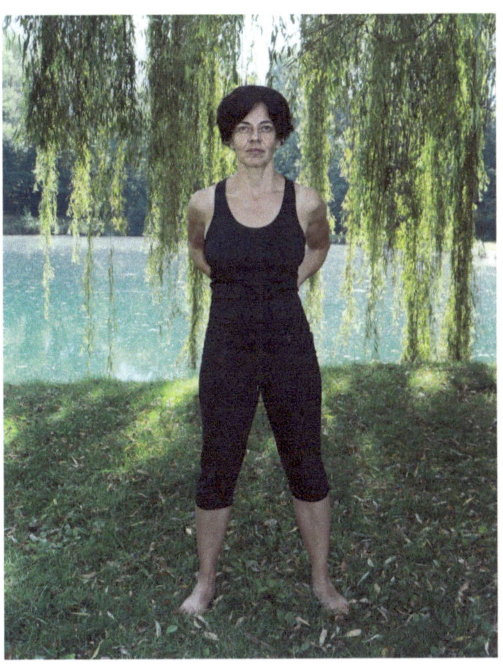

Strofinate le mani per riscaldarle, appoggiate i palmi delle mani sulla parte bassa della schiena con le dita rivolte verso il basso . . .

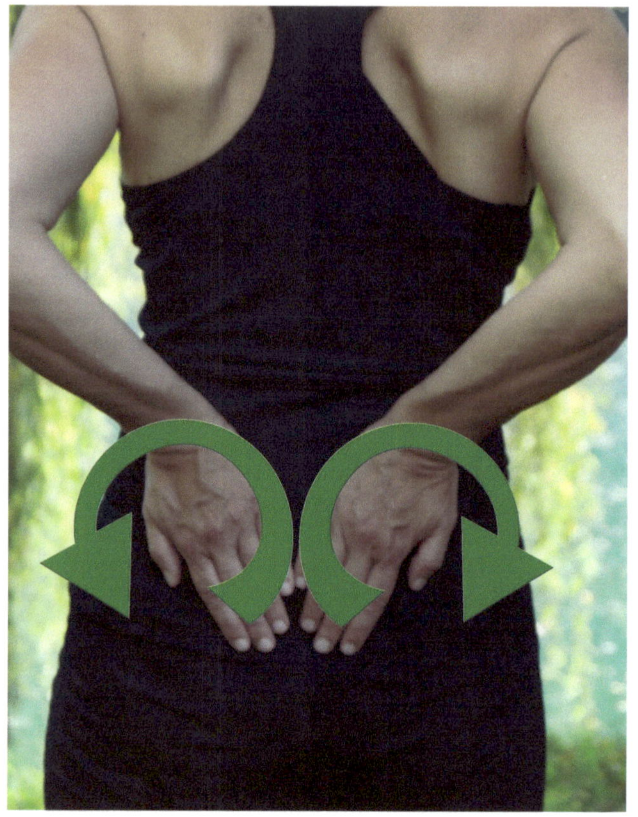

. . . Muovete le mani verso l'alto e poi via dalla colonna vertebrale massaggiando in modo circolare i reni. Ripetete 36 volte.

Stimola i reni e lenisce il mal di schiena.

6. Massaggare il coccige

Posizione di partenza: state in piedi e rilassati, le gambe aperte a larghezza delle spalle, i piedi paralleli e le ginocchia rilassate. Con le labbra che si toccano leggermente l'un l'altra, posizionate leggermente la punta della lingua sul palato, appena dietro i denti superiori. Il respiro dovrebbe essere lento e rilassato e attraverso il naso.

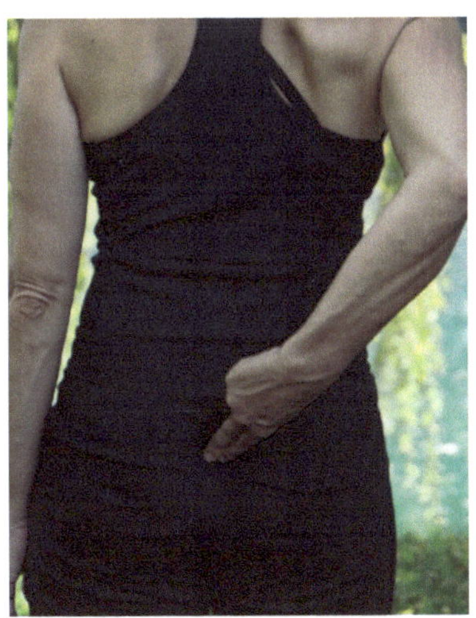

Massaggiate il coccige con un movimento circolare (senso orario o antiorario) usando l'indice e il medio. Ripetete 36 volte.

Stimola il sistema nervoso. Inoltre migliora la circolazione nelle gambe.

7. Massaggiare il punto Dantian

Posizione di partenza: state in piedi e rilassati, le gambe
aperte a larghezza delle spalle, i piedi paralleli e le ginocchia
rilassate. Con le labbra che si toccano leggermente l'un
l'altra, posizionate leggermente la punta della lingua sul
palato, appena dietro i denti superiori. Il respiro dovrebbe
essere lento e rilassato e attraverso il naso.

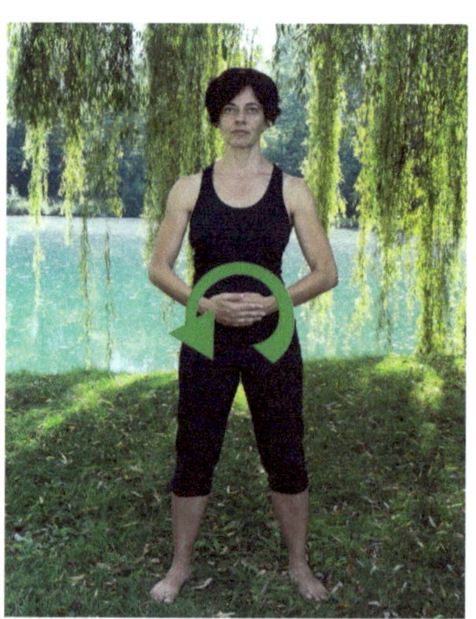

Strofinate le mani scaldarle.
Coprite con la mano
sinistra il Dantian e
apppoggiate la mano destra
sopra di essa. Massaggiate il
Dantian in senso
antiorario. Invertite le
mani e massaggiate in
senso orario. Ripetete 36
volte per verso.

Stimola l'apparato digerente.

8. La fonte gorgogliante – lavare le gambe

Posizione di partenza: sedetevi a gambe incrociate sul pavimento o su una sedia. Con le labbra che si toccano leggermente l'un l'altra, posizionate leggermente la punta della lingua sul palato, appena dietro i denti superiori. Il respiro dovrebbe essere lento e rilassato e attraverso il naso.

La fonte gorgogliante: strofinate le mani per riscaldarle, tenete il piede destro con la mano destra, con la punta delle dita della mano sinistra strofinate la pianta del piede con un movimento circolare girando anche il piede nella stessa direzione. Ripetete 18 volte, poi cambiate direzione e ripetete 18 volte. Eseguite con l'altro piede.

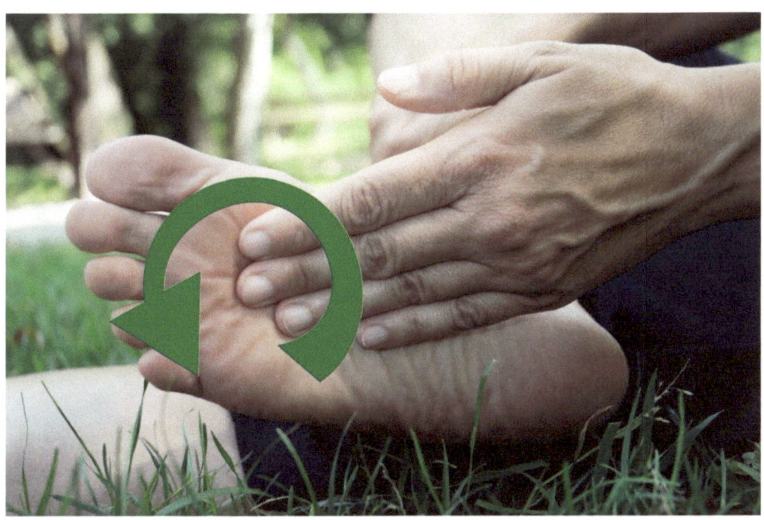

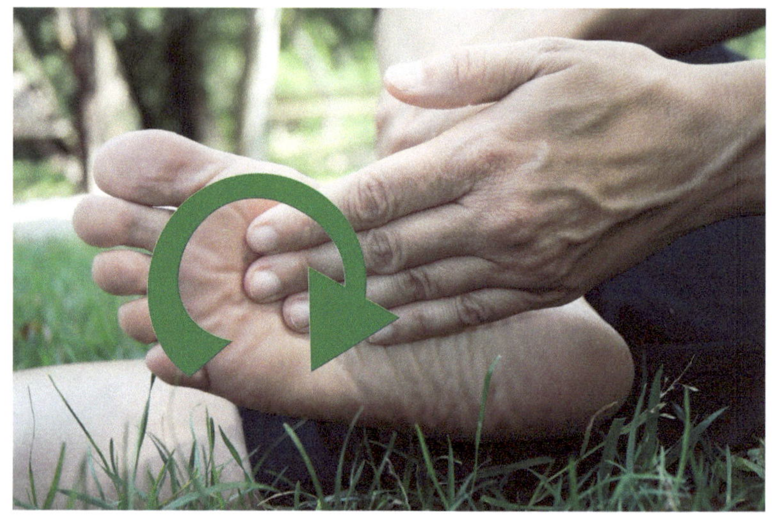

Ottimo per la circolazione del piede e la stimolazione dei nervi.

Posizione di partenza: state in piedi e rilassati, le gambe aperte a larghezza delle spalle, i piedi paralleli e le ginocchia rilassate. Con le labbra che si toccano leggermente l'un l'altra, posizionate leggermente la punta della lingua sul palato, appena dietro i denti superiori. Il respiro dovrebbe essere lento e rilassato e attraverso il naso.

Lavare la gamba: sollevate una gamba all'altezza dell'anca e ruotate dal ginocchio in giù. Ripetere 7 volte per ogni verso. Ripetete con l'altra gamba.

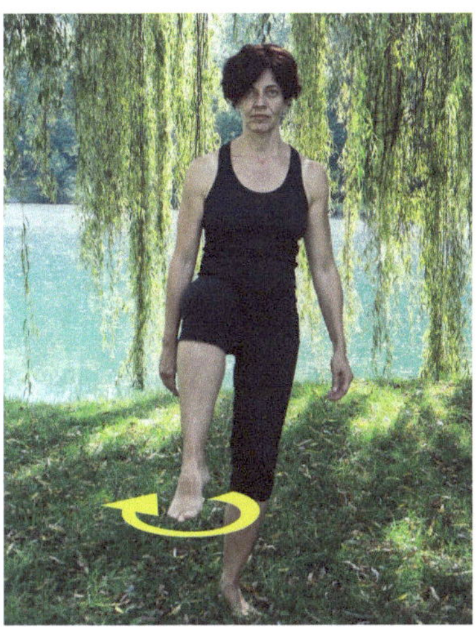 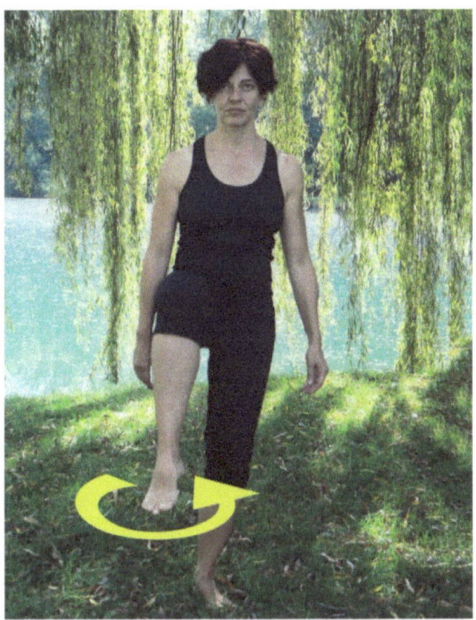

Allena l'equilibrio e migliora la mobilità articolare della caviglia, del ginocchio e dell'anca.

SULL' AUTORE

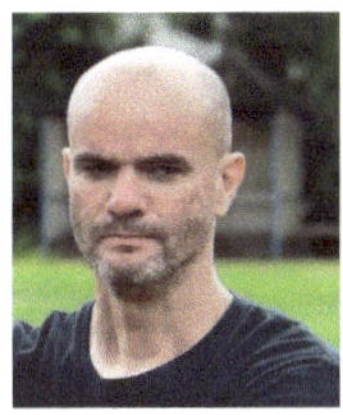

Othmar Vigl insegna Taijiquan e Qigong dal 2004. Ha insegnato a migliaia di persone di tutte le età e necessità. Ha tenuto workshop, conferenze, dimostrazioni e spettacoli per un'ampia varietà di gruppi e istituzioni, tra cui la BBC e la Libera Università di Bolzano.

Si dedica ad aiutare le persone a raggiungere i loro obiettivi e li incoraggia a pensare e agire positivamente per condurre una vita più appagante e più felice.

Conosciuto per il suo modo spensierato di insegnare salute e benessere, è un relatore popolare in vari incontri di Taijiquan e Qigong in tutto il mondo.